万万没想到的科学

黄金会破坏雨林吗?

[美]保罗·梅森 著 [美]马克·鲁夫勒 绘 雷鑫宇 译

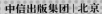

中信出版集团|北京

图书在版编目（CIP）数据

黄金会破坏雨林吗？ / （美）保罗·梅森著；（美）
马克·鲁夫勒绘；雷鑫宇译. -- 北京：中信出版社，
2021.4
（万万没想到的科学）
书名原文：Cause, Effect and Chaos!: In the
Rainforest
ISBN 978-7-5217-2726-5

Ⅰ. ①黄… Ⅱ. ①保… ②马… ③雷… Ⅲ. ①热带雨
林 - 儿童读物 Ⅳ. ①P941.1-49

中国版本图书馆CIP数据核字（2021）第015999号

Cause, Effect and Chaos!: In the Rainforest
By Paul Mason Illustrated by Mark Ruffle
First published in Great Britain in 2018 by Wayland
Copyright © Hodder and Stoughton, 2018
Simplified Chinese rights arranged through CA-LINK International LLC (www.ca-link.cn)
Simplified Chinese translation copyright © 2021 by CITIC Press Corporation
All rights reserved.
本书仅限中国大陆地区发行销售

黄金会破坏雨林吗？
（万万没想到的科学）

著　　者：[美]保罗·梅森
绘　　者：[美]马克·鲁夫勒
译　　者：雷鑫宇
出版发行：中信出版集团股份有限公司
　　　　　（北京市朝阳区惠新东街甲4号富盛大厦2座　邮编　100029）
承　印　者：北京联兴盛业印刷股份有限公司

开　　本：889mm×1194mm 1/16　　印　张：12　　字　数：300千字
版　　次：2021年4月第1版　　印　次：2021年4月第1次印刷
京权图字：01-2020-1682
审　图　号：GS(2020)3798号　书中地图系原文插附地图
书　　号：ISBN 978-7-5217-2726-5
定　　价：148.00元（全6册）

出　　品　中信儿童书店
图书策划　如果童书
策划编辑　陈倩颖
责任编辑　陈晓丹
营销编辑　张远　邝青青　宋雨佳
美术设计　韩莹莹
内文排版　北京沐雨轩文化传媒

目 录

万物的关系真奇妙!

一件事为什么会发生呢?通常是因为之前发生了另一件事,它们之间存在着因果关系。有时候一件事情也可能导致意料之外的结果。除了我们可以预见的结果,还存在许多人们想不到的偶然和意外,相信你一定能够从生活中找到这样的例子。

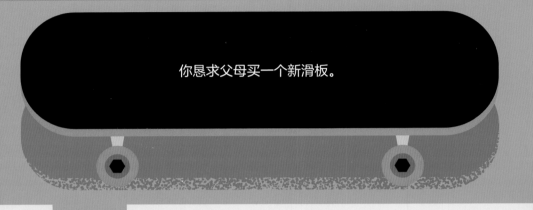

你恳求父母买一个新滑板。

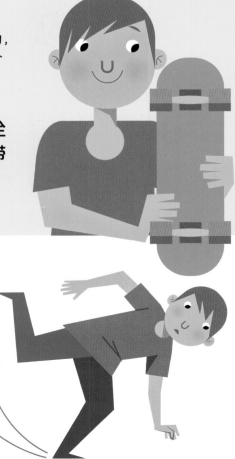

经过几个星期的努力,终于,你得到了一个**新滑板!**

但是,有时候这也不全是好事……很可能会带来意想不到的麻烦!

有了这个新滑板,你迫不及待地想去尝试一些新花样,结果……

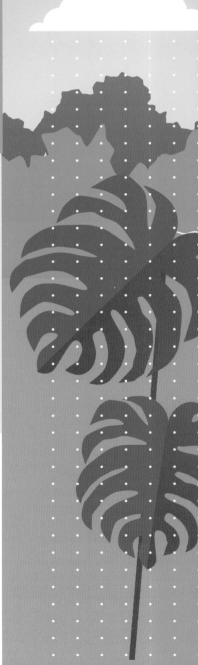

雨林是地球重要的一分子。和它们相关的因果事件对人类的影响很大。

雨林是一个巨大而复杂的因果集合，比如说：

雨林分布示意图

热带雨林　　温带雨林

雨落在雨林中

雨水让植物生长，动物有水喝。

然而，有时候雨林中发生的事件会带来混乱：

人们砍伐了陡坡上的树木。

由于没有树根固定土壤，滑坡发生了。

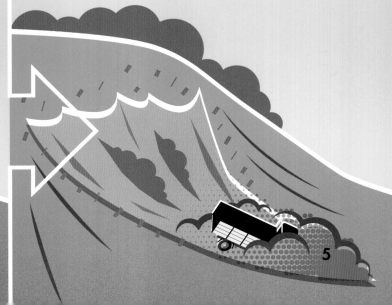

雨林与水循环有什么关系？

你可能会觉得，雨林一定是多雨的——毕竟，它的名字里就有"雨"。其实雨林不只多雨，它们还会参与到水循环。

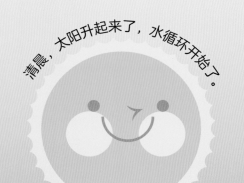

清晨，太阳升起来了，水循环开始了。

当这些气体升得足够高时，就开始变凉，其中包含的水汽就形成了云。

太阳照向大地，雨林开始暖和起来，

温暖．湿润的气体开始上升。

第二天，太阳升起来，温暖湿润的气体再次上升，又一次形成了云。

如果温度升得太高，降雨反而会变少。如果这种情况经常发生，一部分雨林就会干枯，甚至消失。

真是大灾难！

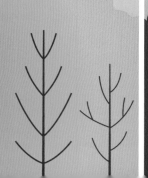

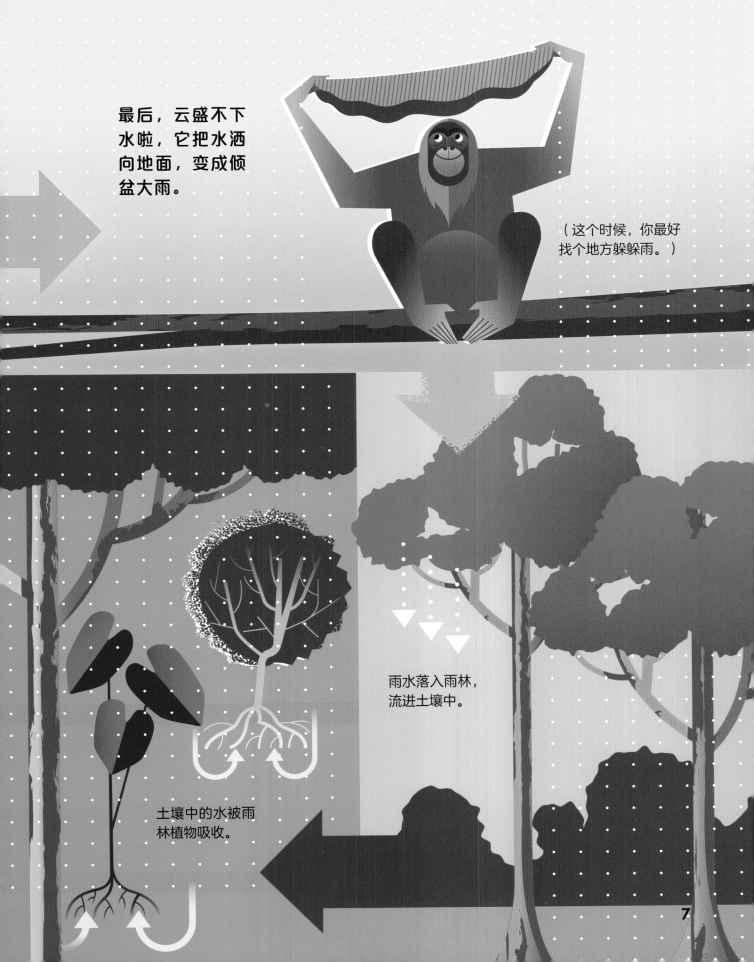

最后，云盛不下水啦，它把水洒向地面，变成倾盆大雨。

（这个时候，你最好找个地方躲躲雨。）

雨水落入雨林，流进土壤中。

土壤中的水被雨林植物吸收。

雨林里的水去了哪里？

雨林除了从它们附近的云中获取水分外，还可以从海上形成的云中获取水分。

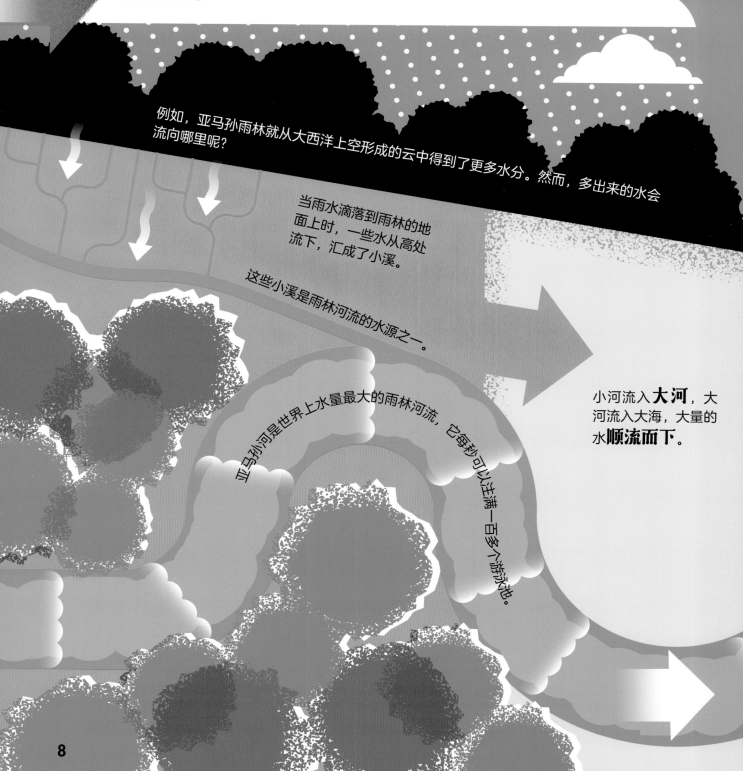

例如，亚马孙雨林就从大西洋上空形成的云中得到了更多水分。然而，多出来的水会流向哪里呢？

当雨水滴落到雨林的地面上时，一些水从高处流下，汇成了小溪。

这些小溪是雨林河流的水源之一。

小河流入**大河**，大河流入大海，大量的水**顺流而下**。

亚马孙河是世界上水量最大的雨林河流，它每秒可以注满一百多个游泳池。

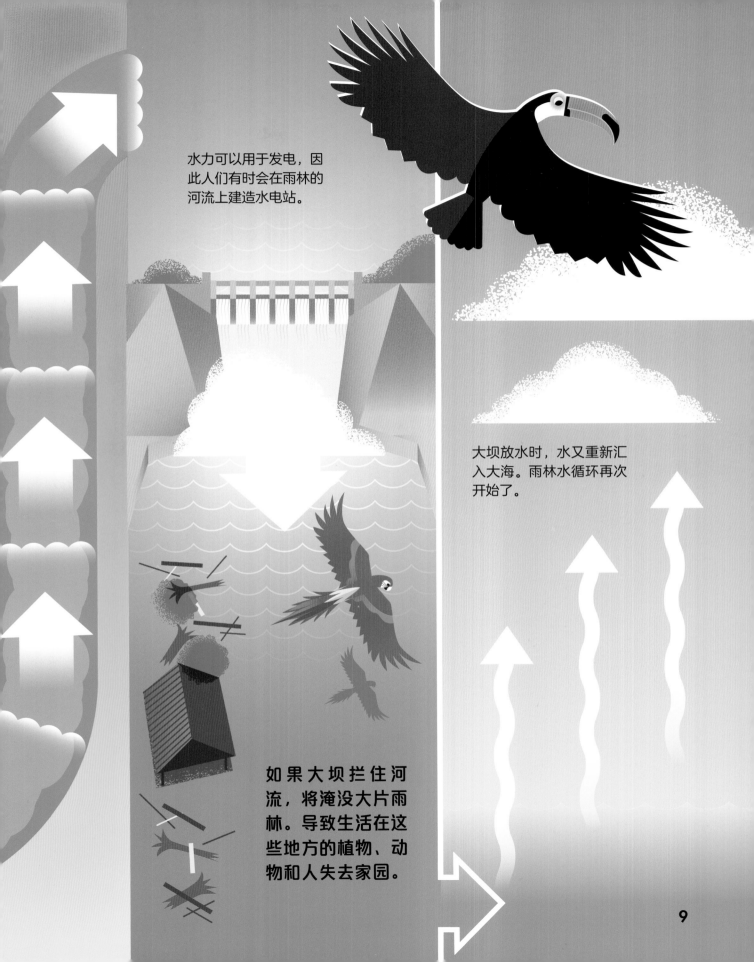

水力可以用于发电，因此人们有时会在雨林的河流上建造水电站。

大坝放水时，水又重新汇入大海。雨林水循环再次开始了。

如果大坝拦住河流，将淹没大片雨林。导致生活在这些地方的植物、动物和人失去家园。

雨林树木长得高有什么好处?

雨水对雨林非常重要。当然,树木对雨林也非常重要。

在热带雨林中,树木必须长得够快才行。它们需要尽快逃离黑暗的雨林地面,以获得维持生命的阳光。

树木的生命始于雨林地面上的一棵幼苗。

当树苗的高度到达雨林树冠层时,会展开自己的枝叶,捕捉阳光。

树冠层

幼苗迅速生长,穿过浓密的下层植物,奔向阳光。

林下层

刚一破土,它们马上就处于危险之中:小树苗是雨林动物美味的小吃。

板状根

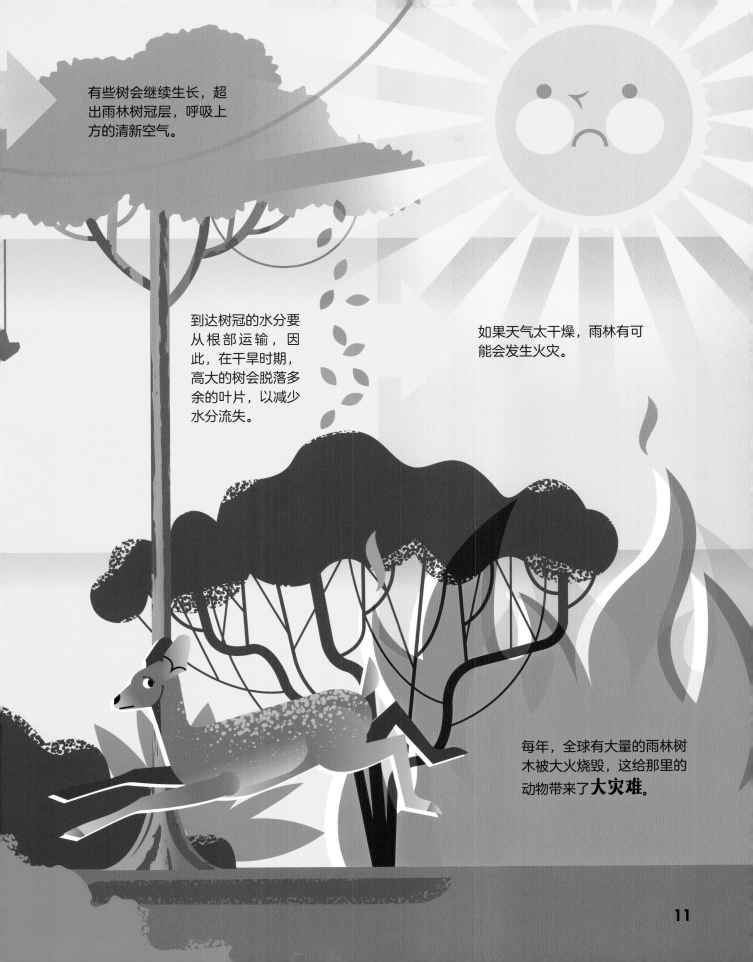

有些树会继续生长，超出雨林树冠层，呼吸上方的清新空气。

到达树冠的水分要从根部运输，因此，在干旱时期，高大的树会脱落多余的叶片，以减少水分流失。

如果天气太干燥，雨林有可能会发生火灾。

每年，全球有大量的雨林树木被大火烧毁，这给那里的动物带来了**大灾难**。

你见过会"投弹"的树吗？

当雨林中出现新地盘时，巴西坚果树自有聪明的方法来占领它。

唯一的问题是，如果你碰巧在这个时候路过，可能会有点危险……

巴西坚果树会结出荚果。荚果结在远离地面的树干上部。

果实成熟后，会掉落到地上。它们的重量与小炮弹相当。

60米高

巴西坚果

当心!

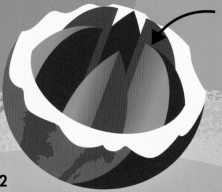

为了在掉落时保护自己，种子壳必须非常坚固。这种硬壳只有刺豚鼠才能咬破。

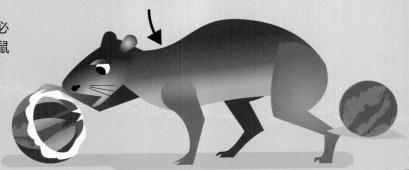

刺豚鼠

刺豚鼠会吃掉一些种子，然后把剩下的藏起来。但有时，刺豚鼠会忘记藏种子的地方。

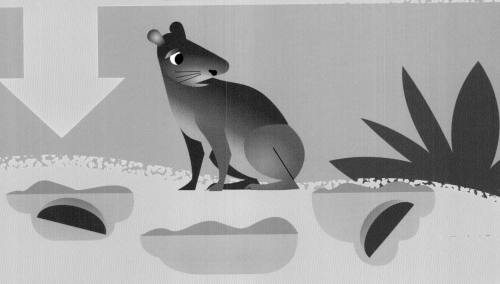

于是，种子被藏了数年——直到空地出现，阳光照射到雨林地面。

阳光给种子"发送"生长信号。

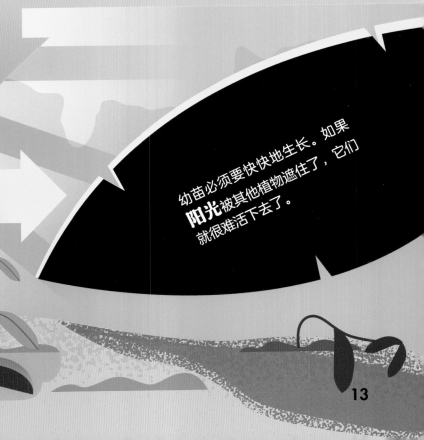

幼苗必须要快快地生长。如果**阳光**被其他植物遮住了，它们就很难活下去了。

食人鱼是怎样捕食的?

热带雨林既闷热又潮湿。但是,任何想在那里游泳降温的人,都需要三思!浑浊的水中,潜伏着很多捕食者。

其中,最著名的是一种可怕的小鱼:亚马孙食人鱼。食人鱼是怎样捕食的呢?

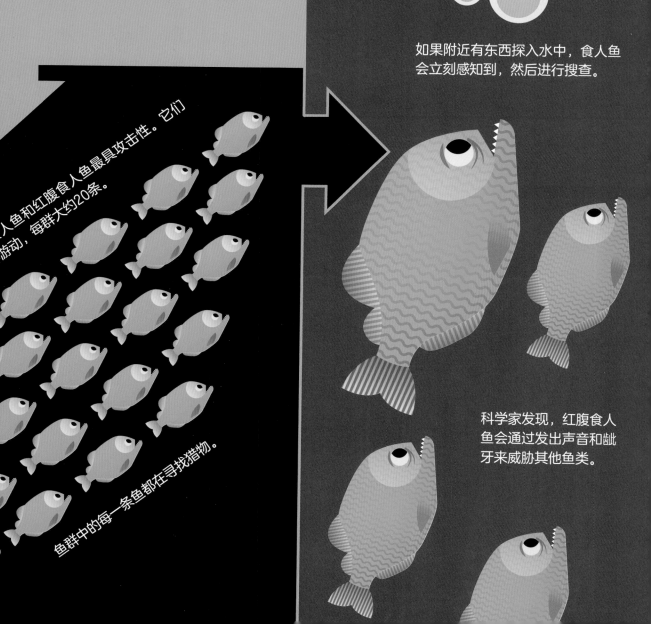

如果附近有东西探入水中,食人鱼会立刻感知到,然后进行搜查。

黑斑食人鱼和红腹食人鱼最具攻击性。它们成群游动,每群大约20条。

鱼群中的每一条鱼都在寻找猎物。

科学家发现,红腹食人鱼会通过发出声音和龇牙来威胁其他鱼类。

如果水里有血，食人鱼就会闻到。

它们甚至能从满满一浴缸的水中闻出一滴血的气味！
因此，动物流出的血对它们来说就是大餐开始的信号。

食人鱼攻击时，
会用锋利的牙齿
撕咬猎物。

食人鱼把注意力放在了捕食上，但它们也需要小心！

它们的牙齿经常
脱落或折断，但
新的利齿很快就
会长出来。

食人鱼是凯
门鳄最喜欢的
食物之一。凯
门鳄随时准备
着偷袭它们。

雨林里的蚂蚁怎样生活？

在雨林中，蚂蚁无处不在。有的蚂蚁可以吃，味道像柠檬；有的蚂蚁咬人很疼，子弹蚁咬到你后，你会觉得像中弹一样疼；还有凶猛的行军蚁，它们会吞噬沿途的一切。

当然，也有其他的普通蚂蚁。蚁群中的每一只蚂蚁都有自己的工作，它们都在为蚁群的延续而努力。

蚁巢

当侦察蚁**察觉到有食物**时，它会跟随气味找到食物的位置。蚂蚁喜欢吃甜甜的植物花蜜。

蚁群的主要需求是食物。侦察蚁离开蚁巢，穿越雨林，寻找各种食物。

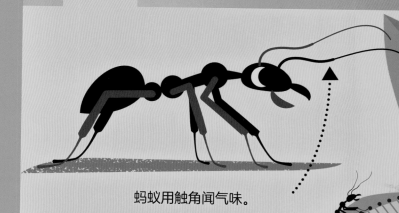

蚂蚁用触角闻气味。

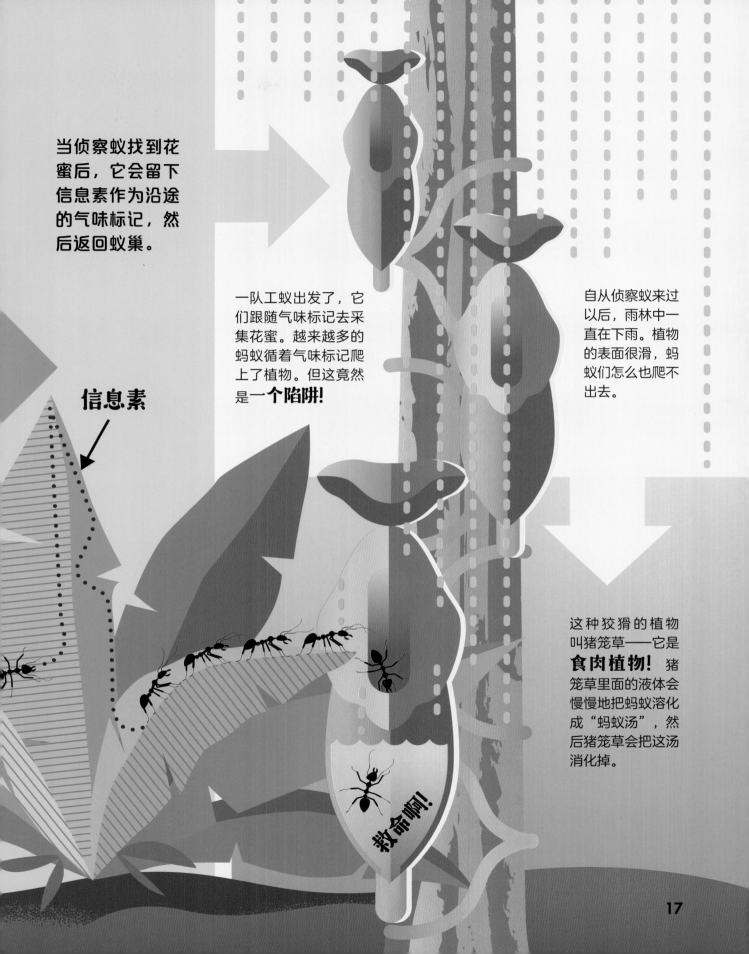

当侦察蚁找到花蜜后，它会留下信息素作为沿途的气味标记，然后返回蚁巢。

信息素

一队工蚁出发了，它们跟随气味标记去采集花蜜。越来越多的蚂蚁循着气味标记爬上了植物。但这竟然是**一个陷阱!**

自从侦察蚁来过以后，雨林中一直在下雨。植物的表面很滑，蚂蚁们怎么也爬不出去。

这种狡猾的植物叫猪笼草——它是**食肉植物!**猪笼草里面的液体会慢慢地把蚂蚁溶化成"蚂蚁汤"，然后猪笼草会把这汤消化掉。

救命啊!

谁是雨林里的霸主？

一些大型猫科动物生活在雨林中。南亚雨林中有最大的猫科动物——老虎。

老虎是位于食物链顶端的**顶级掠食者**，食物链下端是一些体形小得多的动物。

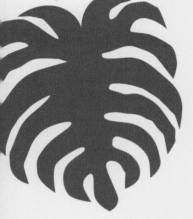

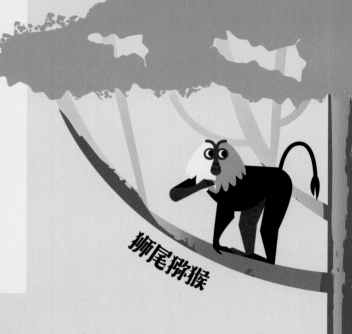

狮尾猕猴

植物被猴子和鹿等动物（比如狮尾猕猴和印度麂）吃掉。

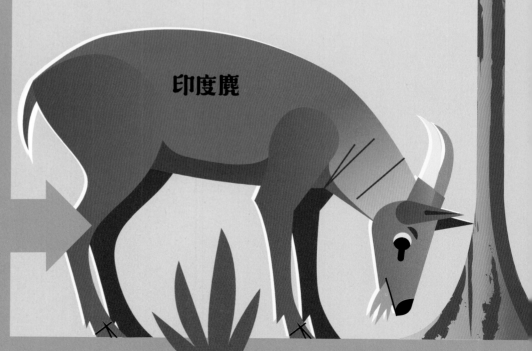

印度麂

食物链从植物开始，它们在温暖潮湿的雨林里快速生长着。

有时，小印度麂会被印度野猪攻击、捕杀。野猪几乎什么都吃，水果、坚果、蛇和蜥蜴都是它的食物。

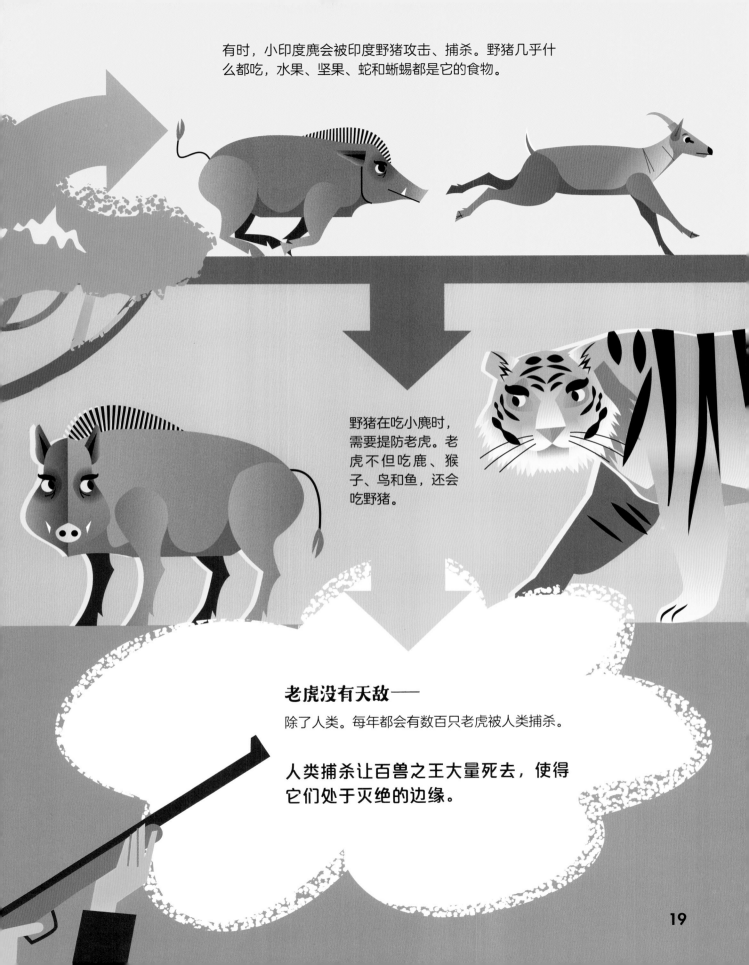

野猪在吃小鹿时，需要提防老虎。老虎不但吃鹿、猴子、鸟和鱼，还会吃野猪。

老虎没有天敌——

除了人类。每年都会有数百只老虎被人类捕杀。

人类捕杀让百兽之王大量死去，使得它们处于灭绝的边缘。

什么是
刀耕火种?

许多生活在雨林中的居民
都会自己种庄稼。为了开
辟耕地,他们会使用刀耕
火种的方法。

刀耕火种的时间,通常始
于一年中最干燥的时候。

干燥得差不多的时候,人们就
点一把火把它们**烧成灰烬**。

首先,人们砍掉大
部分的草木,只留
下能够提供食物和
木材的那些。

被砍倒的草木被扔在阳
光下晒干。

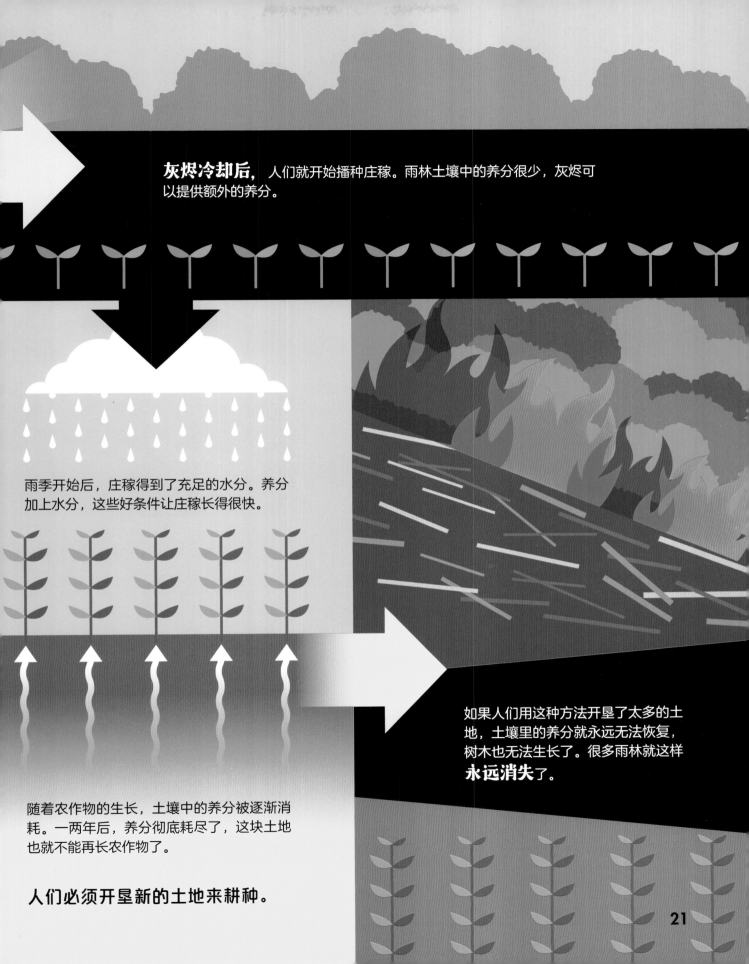

灰烬冷却后， 人们就开始播种庄稼。雨林土壤中的养分很少，灰烬可以提供额外的养分。

雨季开始后，庄稼得到了充足的水分。养分加上水分，这些好条件让庄稼长得很快。

随着农作物的生长，土壤中的养分被逐渐消耗。一两年后，养分彻底耗尽了，这块土地也就不能再长农作物了。

人们必须开垦新的土地来耕种。

如果人们用这种方法开垦了太多的土地，土壤里的养分就永远无法恢复，树木也无法生长了。很多雨林就这样**永远消失**了。

外来者会给雨林带来灾难吗?

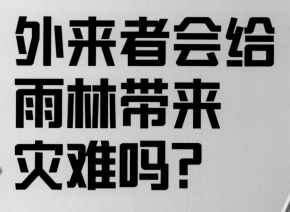

一百年前,很少有外人造访雨林。现在就不同了,定居者、伐木工、矿工……很多人来到了雨林。

外来者到达雨林后,与当地原始部落的"第一次接触",通常会带来灾难性的后果。

比如说,通向巴拉那人领地的道路修好后,外来者来到这里。

巴拉那人从雨林里出来迎接外来的客人。但是没想到,外来者带来了流感和麻疹一类的疾病。

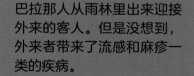

新道路

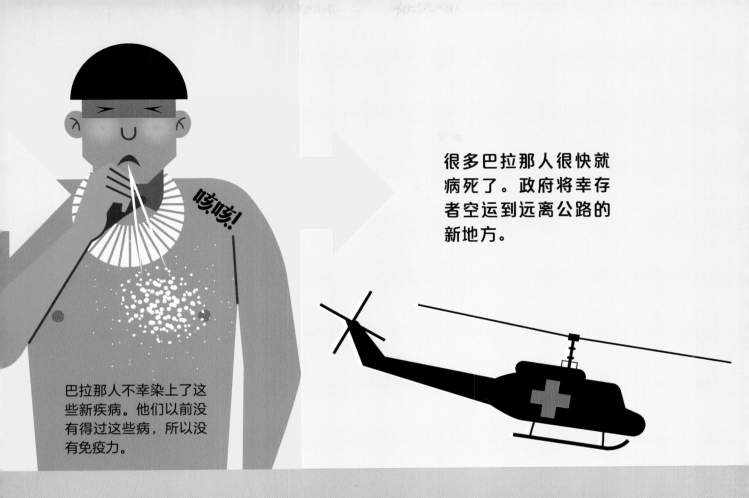

咳咳!

很多巴拉那人很快就病死了。政府将幸存者空运到远离公路的新地方。

巴拉那人不幸染上了这些新疾病。他们以前没有得过这些病，所以没有免疫力。

但死亡仍然在新的地方继续。部落中有越来越多的人病逝。

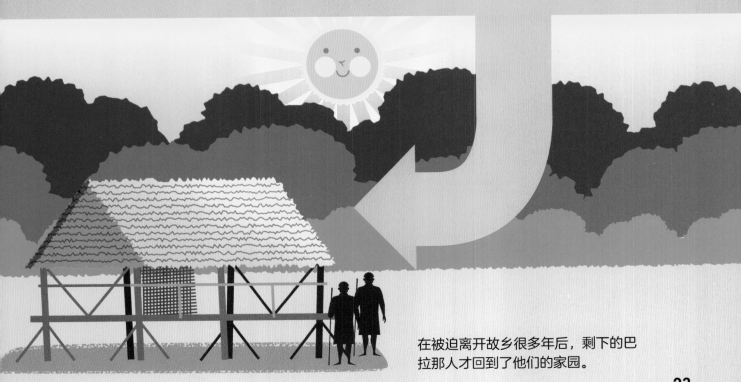

在被迫离开故乡很多年后，剩下的巴拉那人才回到了他们的家园。

种植油棕对雨林有什么影响?

雨林的土壤不适合种植庄稼,但却非常适合油棕生长。

棕榈油可以用来制造数千种产品,比如食品、肥皂、化妆品等。但是,油棕种植园给雨林中的动植物带来了很多问题,这其中就包括猩猩。

油棕

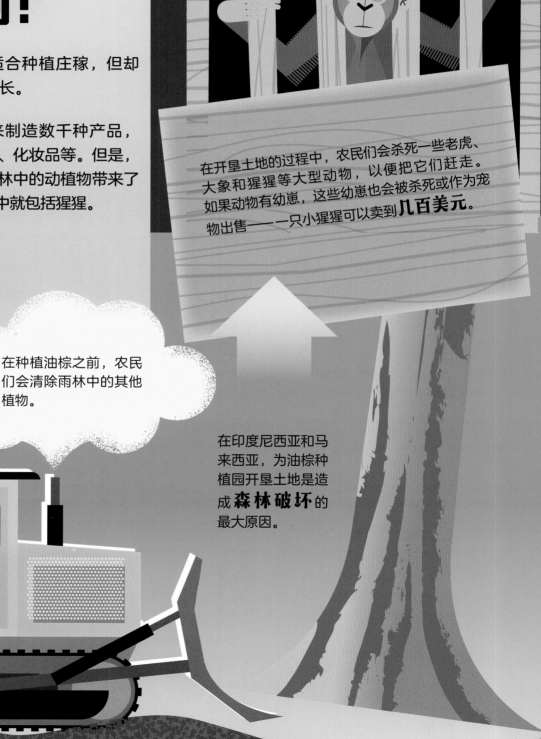

在开垦土地的过程中,农民们会杀死一些老虎、大象和猩猩等大型动物,以便把它们赶走。如果动物有幼崽,这些幼崽也会被杀死或作为宠物出售——一只小猩猩可以卖到**几百美元**。

在种植油棕之前,农民们会清除雨林中的其他植物。

在印度尼西亚和马来西亚,为油棕种植园开垦土地是造成**森林破坏**的最大原因。

24

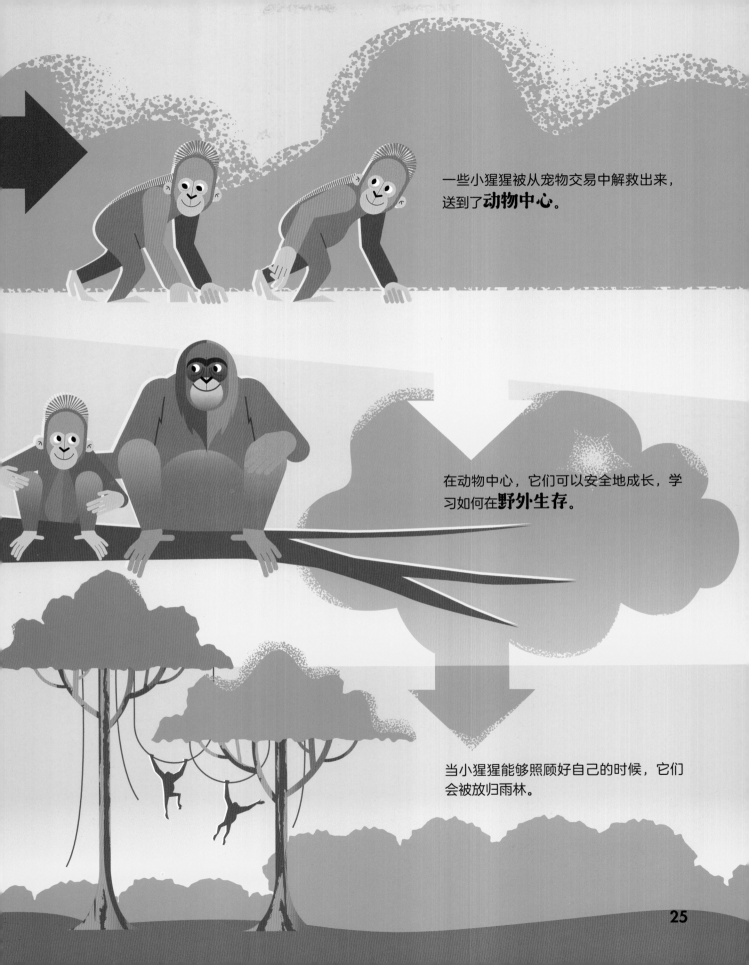

一些小猩猩被从宠物交易中解救出来，送到了**动物中心**。

在动物中心，它们可以安全地成长，学习如何在**野外生存**。

当小猩猩能够照顾好自己的时候，它们会被放归雨林。

黄金会破坏雨林吗?

亚马孙河的河岸和河滩中蕴藏着黄金。这些黄金,是几个世纪前从安第斯山冲刷下来的。

如今,成千上万的淘金者在亚马孙寻找黄金。他们给雨林带来了严重的问题。

接着,矿工在水桶里加入水银,用它来吸取、收集剩下的金子。

大块的金子会被挑出,剩下的泥沙则顺着溜槽流进桶里。

金子

矿工们首先会架起高压水枪,用水把土壤冲走。

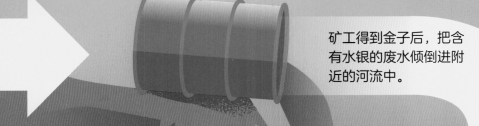

矿工得到金子后，把含有水银的废水倾倒进附近的河流中。

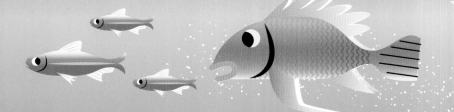

小鱼会吸收其中的水银。

大鱼、鸟和凯门鳄会吃掉大量的小鱼，这样一来，它们体内会积存很多水银。

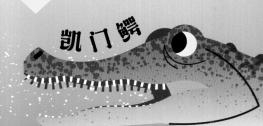

凯门鳄

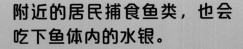

附近的居民捕食鱼类，也会吃下鱼体内的水银。

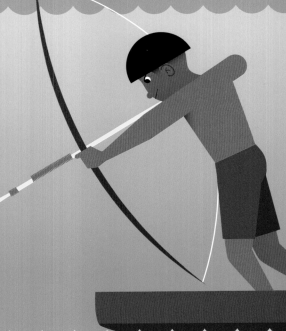

水银不仅会损害生物的中枢神经系统，还会对未出生的婴儿造成伤害。

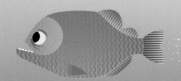

雨林减少了，地球会怎样？

世界上的雨林面积正在逐渐缩小。人类为了售卖木材或开垦荒地而砍伐雨林的树木。

砍伐雨林对整个地球环境造成了破坏。

O_2

CO_2

被点燃后，植物所含的碳以二氧化碳的形式释放到大气中。

在开垦耕地时，一些树和其他植物被烧掉了。

树越大，储存的碳越多。当它们被砍伐后，就不能再吸收二氧化碳了。

树木在生长过程中，会从空气中吸收二氧化碳（CO_2），然后释放出氧气（O_2）。树木能够储存碳。

二氧化碳进入大气的温室气体层。这个气体层会阻碍热量散入太空。

热量被大气层困住后，会缓慢地导致地球环境平均温度上升，这种现象被我们称为**全球变暖**。

冰盖

海平面上升

全球变暖的后果很严重，它会导致沙漠蔓延、暴雨和飓风增多、冰盖融化、海平面上升、洪水泛滥和土地流失……

飓风

那些你可能感兴趣的词语!

冰盖：一般指南北极的冰冻区域。

顶级掠食者：食物链顶端的动物。它在所生活的自然环境中几乎没有天敌。

高压水枪：可以喷射强力水流的机器。

林下层：生长在森林地面以上、树冠以下的植物所构成的覆盖层。

领地：生物群迁移到并占有的栖息地。

免疫力：具有抵抗力而不患某种传染病的能力。

灭绝：一种动物或植物在地球上完全绝迹。

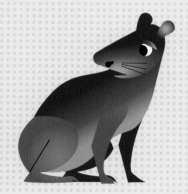

全球变暖：地球环境的平均温度上升。

树冠层：森林上层的乔木树冠所构成的覆盖层。

温室气体：阻碍地球热量散入太空的大气气体。

养分：生物用于生存和成长的物质。

中枢神经系统：支配和控制身体运动和思维活动等行为的神经网络。在脊椎动物中，中枢神经系统的核心是大脑和脊髓。

种植园：大量栽种同类型树木或者作物的地方。

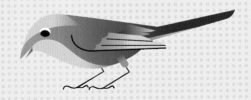